TRAITEMENT

DES

BLESSÉS AUX EAUX

D'AIX-LES-BAINS (Savoie)

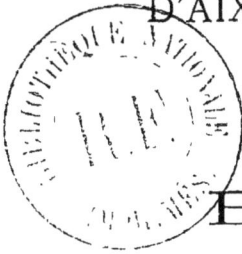

PAR LE DOCTEUR

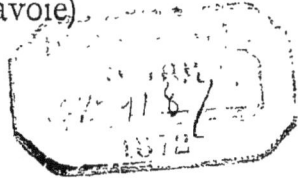

BRACHET

Attaché aux Bains et à l'hôpital,

Médecin de la Compagnie du Chemin de fer de Paris à Lyon

et à la Méditerranée,

de la Société des Artistes et Inventeurs de Paris,

Chirurgien-major aux mobilisés de Savoie.

———

PARIS

IMPRIMERIE CENTRALE DES CHEMINS DE FER

A. CHAIX ET Cie

RUE BERGÈRE, 20, PRÈS DU BOULEVARD MONTMARTRE

1872

Si nous avons pu, dans notre modeste rôle, arriver à des cures sérieuses et complètes des blessés que nous avons assistés, nous devons notre premier hommage au dévouement et à la sage direction de nos confrères de Genève. — C'est, en effet, auprès d'eux que s'opérait le choix des blessures ayant le plus de chance de guérison à nos thermes, et c'est ainsi que nous avons pu traiter tous les cas chirurgicaux par la méthode balnéaire.

La distribution si large de nos eaux fut complétement mise à la disposition des blessés, — tout le personnel de l'établissement voulut nous prêter son concours avec la courtoisie habituelle au directeur, qui avait bien voulu prendre part à notre création. Je n'ai point besoin de lui exprimer ici mes remerciements — il se suffit de la reconnaissance que nos braves blessés ont vouée à l'établissement d'Aix et à ses employés.

Le nombre des fiévreux et des congelés dans une ambulance spécialement créée pour les blessés a été très-grand, — mais nous ne devons pas oublier que nous fûmes le premier refuge de la jeune et malheureuse armée de l'Est.

Parmi les trop nombreuses victimes qui ont passé sous nos yeux et que nous avons pu soulager, nous avons recueilli quelques cas chirurgicaux intéressants, surtout au point de vue de la thérapeutique spéciale aux bains d'Aix.

Ce sont ces principales observations que j'ai cru devoir relater et pouvoir annexer aux divers comptes rendus des opérations du Comité de secours créé à Aix.

Ce Comité a fonctionné jusqu'au jour (1) où un ordre à exécution par trop rigoriste enleva de leurs lits de pauvres blessés qui trouvaient, auprès de nos sœurs de Saint-Joseph et auprès de nombreux médecins dévoués, tous les soulagements qui leur étaient si justement acquis.

Pour nous, libres dans notre marche comme dans notre but, nous nous indignâmes, mais en vain ; — la consigne était donnée — il fallut nous séparer de ces pauvres amis.

Pour les uns, nous avions déjà entrevu des cures complètes ; — pour d'autres, nous comptions sur des améliorations réalisables seulement par le traitement balnéaire. — Je me suis laissé conter qu'on les trouvait trop bien soignés à Aix. — Quel éloge pour nos sœurs et pour le Comité !.... Ce motif est au moins curieux ; aussi je préfère ajourner l'explication de l'énigme. — Après les soins que nous avions donnés, de concert avec les sœurs hospitalières, on aurait pu tout au moins user d'un procédé plus courtois ; mais la discipline militaire a ses rigueurs !....

Je ne me tins pas pour battu.

Après beaucoup de démarches et de sacrifices, secondé par les membres du Comité qui n'avait plus lieu d'exister

---

(1) 29 mai.

et surtout aidé par de généreux baigneurs et amis (1), je retrouvais plusieurs des blessés dont la cure m'était assurée par la médication thermale. On nous les avait pris comme militaires, ils rentrèrent comme civils et complétement à notre charge. Mais, du moins, avons-nous eu la consolation de rendre à plusieurs l'usage de leurs membres.

FRACTURES. — ANKYLOSES. — SÉQUESTRES NÉCROSES.

Les fractures sont bien les plus nombreuses lésions que produisent les armes à feu, et elles sont d'autant plus désastreuses qu'elles sont plus irrégulières.

La plupart, soignées aux camps ennemis, étaient consolidées, mais la plupart avaient pour triste conséquence la perte d'un membre par ankylose.

Le repos obligatoire, les appareils de tout genre donnent aux ligaments, aux capsules fibreuses et aux membranes synoviales une rigidité contre laquelle ne peuvent pas lutter des muscles atoniés et affaiblis soit par une longue inaction, soit par une lésion traumatique.

Les adhérences se produisent et amènent l'ankylose. Ces cas ont été nombreux ; nous ne relaterons que les plus curieux dans leur étiologie et les plus heureux dans leur guérison.

PREMIÈRE OBSERVATION.

Ankylose du coude gauche.

Bourret, brigadier, 10e régiment d'artillerie, blessé dans Bitche le 4 septembre. La balle a fracassé l'articu-

---

(1) M. Fournier, pasteur de Chambéry. — M. Paul Schneider. — Marquise Pallavicini. — Mmes. Venat. — Vicomte de Pommeyrac. — M. Duchon. — Marquise de Bimar. — Mlle Decisy, — Mlle Pétrokotrino.

lation du coude gauche en pénétrant au-dessus de l'épi-
condile, et en sortant au-dessus de l'épytrochlée.

État lors de l'entrée à l'ambulance le 1er mars.

Abcès multiple et fistuleux dans tout le pourtour de l'article. Ankylose paraissant si complète qu'on avait dissuadé
Bourret de jamais tenter aucun mouvement. Inertie de
tous les muscles, de la main et de l'avant-bras.

Les douches et les vapeurs activèrent l'élimination d'une
huitaine d'esquilles très-petites.

Après 40 jours les fistules étaient fermées, il ne restait
plus qu'une grande tuméfaction du coude et l'ankylose.
Après quelques jours de repos, Bourret reprit son traitement et chaque jour, souvent deux fois par jour, nous
soumettions Bourret à une vapeur locale très-concentrée ou
à une douche locale, suivies d'un massage très-doux et
très-régulier de l'articulation et des muscles lésés à leur
insertion.

Bourret a eu la persévérance de suivre ce traitement
durant quatre mois, se reposant dès qu'un symptôme fébrile
se manifestait, mais aussi est-il parti en faisant de grands
mouvements articulaires.

L'extenseur seul du petit doigt est resté paralysé, pro-
bablement par le fait de quelque section nerveuse.

DEUXIÈME OBSERVATION.

Ankylose du pied droit.

Bontau, caporal d'infanterie de marine blessé à Orléans,
le 23 décembre. La balle a fracturé la malléole interne et
est sortie au-dessus du calcaneum. Ankylose presque complète. Après 23 douches et 30 vapeurs, guérison.

TROISIÈME OBSERVATION.

Ankylose du pied droit.

Chauvet, du 1ᵉʳ chasseur, blessé à Beauges le 23 novembre.

La 1ʳᵉ balle, passée au-dessus de la malléole péronéale en fracturant l'os, est sortie entre l'extrémité postérieure de l'astragale et la malléole tibiale. Sortie de nombreuses esquilles.

La 2ᵉ balle a passé au-dessus du tendon d'Achille sans toucher au calcanéum du même pied.

Ankylose à apparence complète du pied.

Retour progressif de tous les mouvements par 40 jours seulement de traitement.

QUATRIÈME OBSERVATION.

Rochat de Montmélian, du 1ᵉʳ bataillon des mobiles de la Savoie. — Blessé à Béthoncourt ; — une balle morte pénétrait au milieu de l'articulation tibio-tarsienne en fracturant la malléole interne et en déchirant les ligaments latéraux internes,— sortie de plusieurs esquilles. — A son entrée à l'ambulance d'Aix, le 20 mai, le pied paraît complétement ankylosé. — Après les premières douches de vapeur, on obtient quelques mouvements et l'on arrive progressivement, par la douche et le massage répétés deux fois par jour, pendant 40 jours, à obtenir tous les mouvements du pied.

CINQUIÈME OBSERVATION.

Louvroy, d'Orléans, 39ᵉ de ligne. Blessé à Lorges (Besançon), le 29 janvier : la balle a fracturé la rotule,

est sortie au sommet du creux proplitéen passant au-
dessus du ligament postérieur. Tous les ligaments de
l'articulation ayant été touchés, l'hydartrose s'est produite
et après elle l'ankylose.

Un mois de traitement local (douches en pluie, vapeur
et massage) a ramené le membre à son état normal de
volume et de mouvement.

SIXIÈME OBSERVATION.

Ferté (Charles), du 39e, blessé le 2 décembre à Joigny.
Ankylose de l'articulation scapulo-humérale.

Grande amélioration après un mois de traitement (douches et massage).

SEPTIÈME OBSERVATION.

Fournès, 93e de ligne, éclat d'obus qui a déchiré le
tendon droit antérieur de la jambe et amené une semi-
ankylose du genou.

Extension dans les mouvements et amélioration après
25 jours seulement de traitement local (douches, vapeurs
locales et massage.)

HUITIÈME OBSERVATION.

Taussaint, du 93e, ankylose de l'épaule gauche, par
suite de fracture de l'acromion par balle.

25 jours de traitement ont amené les mouvements.

NEUVIÈME OBSERVATION.

Cicatrisation lente par cause syphilitique, semi-ankylose.

Klin Bin-Barki, sergent au 1er régiment de tirailleurs
algériens, né à Alger, blessé à Frœschewiller, le 6 août,
soigné à Haguenau.

Une balle a traversé la cuisse en fracturant le fémur à son tiers inférieur.

Arrivé à notre ambulance le 20 février, cet Arabe présentait une consolidation incomplète de la cuisse avec trois trajets fistuleux.

Le malade fut de suite soumis aux bains simples, puis aux bains de vapeur locaux. La suppuration devint très-abondante; je pus extraire successivement une dizaine d'esquilles; un abcès très-profond s'étant formé sous le vaste externe, une artériole *ulcérée* produisit une hémorrhagie dont je ne fus maître que par la compression de la fémorale. Ce malade était syphilisé, comme le prouvaient les clapiers et les fusées purulentes qui prenaient des proportions inquiétantes ; l'élimination osseuse se faisant très-lentement, je jugeai de recourir à la médication générale, surtout à l'iodure de potassium qui produit des effets merveilleux, quand il a pour adjuvant la médication thermale. En même temps, j'ouvrais de suite et très-largement toutes les nombreuses collections purulentes dès qu'elles se présentaient. Je pus par ce moyen éviter toute résection ou rugination. Mais ce ne fut qu'après cinq mois d'un traitement général et local suspendu et repris suivant les indications que la cicatrisation complète des os et des plaies se forma. Mais la guérison fut complète ; inutile d'ajouter que le pied et le genou, semi-ankylosés pendant les applications du bandage et le long séjour au lit, retrouvèrent tous leurs mouvements sous l'influence des bains de vapeur et d'un massage quotidien.

DIXIÈME OBSERVATION.

Michaud de Fougache (Ariége), soldat au 12e bataillon de chasseurs à pied, blessé à Saint-Privat le 18 août, entré à l'ambulance d'Aix le 24 novembre. Michaud avait reçu

*

un coup de sabre sur le front, un éclat d'obus dans la jambe droite, et un autre éclat dans le coude gauche. L'épitrochlée est aplati et déformé; déchirure des tendons du triceps, du cubital postérieur et des extenseurs communs; atrophie de tous les muscles insérés à l'épitrochlée; ankylose de l'article du coude; 2 plaies encore ouvertes à aspect terne grisâtre indiquant les privations et l'état anémique. Ne pouvant pas agir localement je fis prendre au malade une quinzaine de grands bains qui suffirent pour cicatriser les plaies; après cela Michaud prit une cinquantaine de douches locales d'eau et de vapeur; les muscles atoniés reprirent leur vigueur; sous le massage, la circulation capillaire se rétablit, les mouvements forcés et progressifs réduisirent complétement l'ankylose.

Michaud, malgré ses trois blessures, reprit l'usage de tous ses membres.

ONZIÈME OBSERVATION.

Hugel du 95e de ligne, blessé à Sainte-Barbe le 31 août; balle qui traversait le pied au niveau de l'articulation tarso-phalangienne; éclat d'obus qui déchirait les muscles fessiers droits et le vaste externe; la jambe s'étant repliée sur la cuisse, le genou s'était ankylosé comme le pied; éclat d'obus sur l'épaule droite qui avait amené une raideur des mouvements de l'épaule.

C'était bien là un cas tout spécial pour une cure d'Aix; malheureusement, dès son arrivée, Hugel fut pris d'une bronchite capillaire des plus graves qui mit à deux reprises différentes sa vie en extrême danger, néanmoins nous pûmes lui faire prendre une trentaine de douches générales avec massage et il put laisser à Aix ses béquilles, et nous avons la conviction qu'une seconde saison lui rendra l'usage de tous ses membres.

FRACTURES SIMPLES.

Pour ce qui concerne les fractures, il faut attendre pour l'emploi des douches et du massage que le cal soit bien formé. Non-seulement on aurait à craindre que quelque manipulation exagérée détruisît ce cal, mais encore la douche d'eau ou de vapeur peut exciter beaucoup trop la vitalité des tissus externes au préjudice des tissus profonds. Je ne crois donc point que la régénération osseuse puisse être secondée par ce mode de traitement trop précipité ; aussi tout le tact consiste-il à bien s'assurer que l'os est déjà régénéré et consolidé. Les trois observations suivantes sont une preuve qu'on doit se défier de la médication balnéaire trop tôt employée. Évidemment les douches qu'avaient prises mes trois fractures, n'ont pas à elles seules été la cause des accidents survenus, mais elles ont tout au moins bien préparé les conditions locales, cela s'explique aisément, quand on sait qu'une excitation de vitalité ou de circulation ne peut se faire dans les tissus externes ou musculaires qu'au détriment des tissus profonds ou osseux. Aussi devons nous respecter comme une loi de la médication thermale la préférence qui lui est donnée pour les fractures par armes à feu déjà un peu anciennes ! ·

PREMIÈRE OBSERVATION.

Vigo, du 4ᵉ de ligne, blessé à Saint-Privat, le 18 août ; la balle a fracturé l'humérus, pénétré d'arrière en avant en traversant le triceps brachial ; elle sortait entre la longue et la courte portion du biceps. Soigné aux ambulances de Metz, Vigot, renvoyé par la Suisse, entrait sous notre direction le 10 décembre; l'os paraissait consolidé; les fistules de trajet de projectile n'étaient pas complétement cicatrisées, mais la suppuration était peu abondante et point osseuse, pas de sensation de séquestre à l'exploration; l'épaule et le coude étant légèrement ankylosés, je soumis de suite Vigot aux douches locales en arrosage et à quelques douches de vapeur suivies d'un léger massage. Après une trentaine de douches locales, Vigot tombe de sa chaise et se fracture de nouveau le bras au niveau du cal primitif, seulement avec complication d'esquilles : application de bandages réguliers, mais alors abcès profonds et multiples. La séquestration des esquilles ne se précipitant pas, et les décollements étant à craindre, je traversais le bras avec un drain que je dus laisser près de trois mois pour attendre l'élimination de séquestres très-volumineux. Je changeais plusieurs fois le drainage afin d'agir sur l'os et d'éviter une fausse articulation. J'arrivai après six mois à voir les fistules se clore, et à pouvoir mettre un bandage inamovible. J'ai tout lieu d'espérer une nouvelle prolifération de l'os.

DEUXIÈME OBSERVATION.

Casse, de l'Aude, caporal au 66e, blessé sous Metz, le 16 août; fracture du cal huméral droit par balle.

A son entrée à notre ambulance le 10 décembre, Casse présente encore une ouverture fistulaire à la partie moyenne de la gouttière bicipitale externe; l'exploration fait percevoir une esquille longue et ténue qui sort après quinze jours de traitement par les douches; l'ankylose de l'épaule est presque complète ; après la sortie de l'esquille, cicatrisation de l'ouverture fistulaire; les mouvements de l'épaule reviennent progressivement sous l'influence du traitement, quand, le 10 janvier, Casse glisse eu marchant sur la neige, et se fracture de nouveau la tête de l'humérus; abcès profonds dans toute l'étendue du bras. Drainage en prenant pour guide le premier trajet fistulaire; au cinquième jour abcès profond au niveau du cal anatomique, débridement très-large qui permet au doigt de délimiter parfaitement la fracture. Au premier abord, je fus effrayé, car le petit fragment supérieur resté dans la capsule était fortement séparé du fragment inférieur éloigné par le simple poids du membre et dirigé dans le creux axillaire.

C'était à désespérer d'une consolidation. Néanmoins, conseillé d'ailleurs par les deux honorables confrères MM. Davat et Vidal, je me décidai à attendre une consolidation qui pouvait se produire par les efforts des deux fragments, sur lesquels durent se former des prolongements stalactiformes qui finirent par adhérer entre eux. Cinq mois d'un traitement qui s'est borné à un drainage de trois mois, à des injections alcoolisées ou aromatisées, à l'immobilité la plus complète obtenue par un simple coussinet sous l'aisselle et par des bandes circulaires entourant le bras et le thorax, ont produit une consolidation vraie et complète. — Le malade, heureusement constitué, put facilement résister aux phénomènes de pyrexie qui se déclarèrent plusieurs fois durant le traitement.

TROISIÈME OBSERVATION.

Denis, du Nord, 48e de ligne, blessé à Frœschwiller — fracture de l'humérus gauche à son tiers supérieur par une balle. — Sortie de plusieurs esquilles. Consolidation lors de l'arrivée à Aix, le 10 décembre; gêne dans les mouvements de l'épaule. — Douches, vapeurs, massages. Jusqu'au 6 janvier, époque à laquelle Denis se fracture de nouveau l'humérus ; — sensation d'esquilles multiples ; — abcès énormes et profonds ; — drainage durant 40 jours ; — sortie de cinq esquilles — bandage de Scultet. — Après quatre mois, guérison complète sans résection ni fausse articulation.

Dans ces trois cas, le drainage m'a été d'un grand se-secours en arrêtant les fusées purulentes, en circonscrivant l'inflammation nécessaire à la formation du cal et en facilitant les pansements et les injections détersives et aromatiques. — Les tubes de $0^m,006$ de diamètre ont l'immense avantage de glisser aisément, de ne se point oblitérer et de ne point occasionner de douleurs.

J'ai laissé les drains à demeure durant de longs mois, aucun accident ne s'est manifesté, et je n'ai qu'à me louer du drainage que j'ai souvent employé, surtout chaque fois que je soupçonnais la présence d'une esquille ou d'un corps étranger.

Les nombreuses observations publiées par MM. Christôt (1) et Dubreuil (2), toutes pleines d'intérêt, ont déjà prouvé l'utilité du drainage dans les plaies par armes à feu ; — le succès obtenu par ces savants confrères ne fera qu'étendre le mode chirurgical du drainage, qui a eu ses nombreux détracteurs.

SÉQUESTRES.

La propriété la plus connue des eaux sulfureuses est bien cette force éliminatrice des corps étrangers séjournant depuis plus ou moins longtemps dans les tissus, quelle que soit leur nature.

---

(1) *Lyon médical* de juillet 1871.
(2) *Gazette des hôpitaux.*

PREMIÈRE OBSERVATION.

Elimination d'esquilles du maxillaire inféi ieur

Chevillon (Henri), d'Alger, artilleur au 1er régiment, fracture de la mâchoire iuférieure gauche par éclat d'obus, à Saint-Privat, le 18 août, entré à Aix le 25 novembre.

La commissure labiale gauche a disparu sous une cicatrice très-dure et très-étendue. La bouche est réduite à un tiers de son ouverture ; l'alvéole des deux premières molaires a été emportée avec les dents ; un trajet fistuleux s'étend encore depuis l'os et traverse toute la région sus-hyoïdienne en venant s'ouvrir au côté externe du dygastrique. Le maxillaire déjà s'était rétréci dans le sens de sa parabole et la langue refoulée en arrière et fermant l'orifice laryngé déterminait une dyspuée des plus angoissantes, surtout pendant l'atonie du sommeil. La suppuration fistulaire osseuse est très-abondante : en effet, après quelques douches de vapeur dirigées sur la région sus-hyoïdienne, l'élimination de plusieurs séquestres très-ténus se produisit, et, après deux mois, la cicatrisation était complète. La précipitation du départ de ce soldat et les froids très-rigoureux ne me permirent pas de faire chez ce malade une *atrésie autoplastique* indiquée par le rétrécissement buccal, mais du moins nous obtenions la cicatrisation complète des trajets fistulaires, ainsi que l'élimination de toutes les parcelles nicrosées.

DEUXIÈME OBSERVATION.

Esquilles après amputation.

Dumont, de Paris, soldat au 21e de ligne, avait eu le pied gauche broyé par un éclat d'obus, le 8 septembre, à

Strasbourg ; amputation du tiers inférieur à deux reprises différentes; le 23 novembre, entrée à notre ambulance, cicatrisation à peine commencée, le moignon rétracté recouvrait à peine les bords de la plaie, suppuration osseuse abondante, aspect grisâtre inquiétant. Constitution générale bonne, pas d'état spécial avoué, pas de nécrose à l'exploration; de suite, nous employâmes la médication générale tonique, les pansements détersifs et toniques, après un mois de tentatives infructueuses, nous recourûmes à la simple douche sulfureuse en pluie très-ténue, et aux grands bains sulfureux. Deux mois de cette médication suivie avec constance et continuité résolurent la cicatrisation, plusieurs esquilles très-ténues se détachèrent du tibia, les bourgeons charnus se développèrent et enfin la cicatrisation complète s'opéra.

TROISIÈME OBSERVATION.

Esquilles du poignet fracassé par une balle.

Cottet (Auguste), du Jura, du 6e lanciers, blessé le 6 août à Wœrthe, soigné à Salzbourg.

1° Une balle qui pénétrant à l'angle de l'omoplate a contourné le thorax en touchant la plèvre, et s'est fait issue au centre du pectoral; crachements de sang, guérison de la lésion interne.

2° Une balle a broyé l'articulation du poignet droit; entrée au niveau de l'apophyse styloïde du radius, elle brisait successivement cette apophyse, le scaphoïde, le semi-lunaire et l'apophyse styloïde du cubitus; abcès multiples, nécrose partielle des 4 os lésés, sortie de plusieurs esquilles.

Entrée le 29 avril à Aix — le poignet complétement immobile, tuméfié, présentait cinq ouverture fistulaires; tous les muscles de la main se trouvaient inertes.

Après une quarantaine de douches et de vapeurs qui éliminèrent encore une douzaine d'esquilles, les fistules se fermèrent, la tumeur se résorba et les mouvements revinrent progressivement et suffisamment pour permettre à Cottet de se servir de sa main pour manger et pour écrire.

QUATRIÈME OBSERVATION.

Esquilles. — Andréa, du Bas-Rhin, soldat aux chasseurs à pied, blessé à Gravelotte. La balle a pénétré dans la région cervicale latérale au-dessous de l'oreille, a fracturé le maxillaire inférieur dans sa branche montante et est venue sortir par l'orifice buccal.

Arrivé à Aix le 7 janvier, Andria présente encore deux ouvertures fistulaires à la partie moyenne du sterno-mastoïdien. Après quarante-cinq jours de douches de vapeur et d'eau sulfureuse, sortie de quatre esquilles, puis cicatrisation complète.

CINQUIÈME OBSERVATION.

Esquilles de la clavicule (mort) (par hydro pneumo-thorax).

Geoffroy, caporal au 44e blessé le 31 août à Servilly, près de Metz. Éclat d'obus qui a fracturé la clavicule gauche et les première et deuxième côtes, ainsi que le sternum.

A son arrivée à notre ambulance (10 décembre), Geoffroy éprouvait une dyspnée très-fatigante, si bien qu'on pouvait constater par la simple vue une immobilité relative du tiers supérieur du thorax à gauche. Ses mouvements respiratoires sont fortement saccadés. Bruit de frôlement très-manifeste dans la région *sus-mamaire*.

Vibrations vocales modifiées comme la résonnance

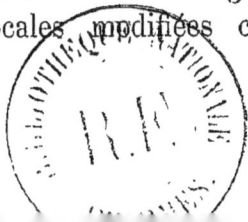

de la voix devenue *bronchophonique*. Résonnance amphorique à la partie antéro-supérieure. Toux sèche, fréquente, un peu étouffée. Pouls fréquent. Anorexie, insomnie. Prostration de forces. Peau s'humectant facilement. Comme plaie, une double fistule s'ouvrant au-dessous de la convexité antérieure de la clavicule, à un centimètre du sternum. Le premier trajet horizontal s'étend à 3 centimètres de profondeur. Le stylet indique une série d'os nécrosés irrégulièrement disposés dont il est impossible de préciser la forme et la provenance.

Le deuxième, s'étendant de bas en haut, est limité à son extrémité par la clavicule lisse et ne présente aucune ndication de lésion. — Suppuration osseuse très-abondante. Le malade est soumis à la médication thermale. Inhalations et douches locales de vapeur. Dès lors commence l'élimination d'une série d'esquilles (7) dont on ne pouvait préciser la provenance. Le traitement interne, les révulsifs locaux, l'extraction des esquilles paraissent soulager le malade qui reprend appétit et embonpoint. Les symptômes pleurétiques paraissent céder. Il ne reste que la dyspnée et la modification de la voix. Après trois mois le malade est dirigé à la campagne, il se promène beaucoup, rame de même (jamais les mouvements du bras ou de l'épaule n'ont été ni gênés ni douloureux), quand tout à coup les symptômes prennent une recrudescence terrible. La suppuration augmente, j'extrais à grand'peine une esquille très-volumineuse que j'aurais prise pour la tête interne de la clavicule; je tente des injections qui sont devenues intolérables et que le malade rejette en crachant après des quintes de toux très-angoissantes. La cavité pleurale communiquait avec l'air extérieur qui, en entrant et en sortant, produisait un bruit de frottement des plus anxieux pour le malade et pour ceux qui assis-

taient au pansement. Dès lors, les symptômes devin-
rent terribles en quelques heures. Le rhythme des mouvements de respiration gauche disparaît. L'expansion des
côtes ne se fait plus. Les espaces intercostaux bombés ne
se dépriment plus, la douleur très-aiguë entrave même la
respiration du côté droit. Le malade inquiet, étouffant,
s'agite, se retourne sans cesse sans pouvoir supporter le
décubitus dorsal. Le jeu respiratoire va en s'amoindris-
sant avec une précipitation incroyable. Dès lors commence
cette terrible lutte de la jeunesse, de toute la vigueur,
de toute l'intelligence restée intacte avec la mort; affreuse
agonie qui dura trente-six heures et contre laquelle nous
ne pouvions que décliner notre impuissance.

Les symptômes généraux ne s'exagérèrent point, les
organes voisins ne compliquant point cette asphyxie qui
se fit lentement, mais avec toutes les douleurs imaginables.

Geoffroy mourut le 23 mars, après 36 heures d'agonie.
Nous n'avions pas tenté une opération de thoracentèse qui
aurait pu être indiquée. Mais le malade rejetait en tous-
sant les injections qu'on introduisait par l'ouverture fistulaire. La cause étant toute traumatique, nous ne pouvions pas espérer tarir la source de l'air et du liquide
que nous aurions évacué. — L'opération n'avait aucune
chance de reculer la catastrophe, ne sapant pas la cause
morbifique, et les derniers symptômes ayant marché avec
une précipitation terrible.

. Nous nous jugeâmes d'ailleurs par l'autopsie. — La
plèvre, très-vascularisée, présente au sommet et à gauche
une touffe de vaisseaux capillaires dépassant le niveau de
la séreuse devenue très-mince et comme desséchée. — La
cavité pleurale est remplie d'un liquide épais, sanguino-
lent. tenant en suspension des globules purulents et des
corpuscules d'exsudation , une grande quantité de gaz la

remplit ainsi que le poumon, le sommet de la plèvre présente aussi des bandes membraneuses qui réunissaient ses deux feuillets et que je ne pouvais distraire avec le manche de mon scalpel. — Le poumon présente sur toute la surface du lobe supérieur des dépôts plastiques mous et des granulations striées étendues en larges plaques. — Rien d'anormal à la trachée, à l'œsophage ni aux gros vaisseaux. — La clavicule, dont la moitié externe est intacte, ne présente plus d'extrémité sternale; divisée à un centimètre de son articulation avec le sternum elle ne présente pas de lésion sur la face supérieure, — mais à la moitié interne de la face inférieure adhère une masse osseuse informe très-volumineuse et faisant complétement corps avec l'os, si bien que l'on peut difficilement retrouver les points d'adhérence. — Cette ossification de nouvelle création est le résultat de la fracture de la tête interne de la clavicule de la première côte et de la première pièce sternale par un éclat d'obus.

La face antérieure de ce nouvel os est lisse, percée d'une infinité de trous par où se sont détachées les nombreuses esquilles que j'avais extraites; — la face interne ou pleurale est au contraire éraillée en aiguilles, en aspérités recourbées en crochets dont la forme seule explique les tristes symptômes dont nous avons été témoins. — La régénération à la suite de la fracture multiple des côtes et de la clavicule s'est opérée comme une simple soudure de ces nombreux fragments par le périoste claviculaire qui n'était que divisé.

PARALYSIES.

Les paralysies de toute nature à cause interne présentent l'indication du traitement balnéaire sulfureux. — Les paralysies à cause traumatique y trouvent encore bien plus leur indication thérapeutique, puisqu'alors on n'a à redouter aucun accident.

PREMIÈRE OBSERVATION.

Paralysie du *cubital* antérieur et de l'adducteur *du petit loigt;* luxation du pisiforme.

Villard, blessé à Montretout le 19 janvier, soigné à Paris par M. Broca; la balle a pénétré par la partie postérieure de l'annulaire gauche, brisé la première phalange, puis, descendant par la partie antérieure du métacarpe elle y a décrit un sillon peu profond. Par contre-coup et par la simple étreinte involontaire de l'arme le pisiforme a été refoulé en bas de la paume de la main; détaché du pyramidal, il dépasse le niveau de son plan antérieur habituel et on le sent libre et détaché; les muscles dont quelques fibres s'attachent à cet os sont paralysés. Villard a obtenu quelque amélioration de l'électricité qu'on a employée à l'ambulance de Paris. Mais il gagna bien plus de mouvement par un mois de traitement balnéaire auprès de nous.

DEUXIÈME OBSERVATION.

Paraplégie.

Sevet, mobile de la Loire, blessé à Beaune-la-Rolande le 28 novembre; la balle pénétrait dans la région lombaire gauche et s'enchatonnait dans une apophyse vertébrale lombaire sans qu'on ait jamais pu ni la retrouver ni l'extraire; paraplégie consécutive. Levet a fait deux saisons, en juin et en septembre; il a retiré les meilleurs effets des douches et des bains.

Les symptômes de la vessie et du rectum on disparu et il peut après ses deux traitements marcher sans ses béquilles.

TROISIÈME OBSERVATION.

Affaiblissement de la main et de l'avant-bras droit, suite de coup de sabre qui a lésé la région radio-externe inférieure.

24 douches locales de vapeur, 10 bains de piscine, guérison.

RÉSUMÉ CLINIQUE.

Après les nombreuses monographies qui ont été livrées à la publicité snr les eaux sulfureuses d'Aix et sur leurs indications, il reste peu de place à une nouvelle observation clinique. — Néanmoins, les affections externes *à cause toute traumatique,* ont jusqu'ici une place bien minime parmi les observations de nos prédécesseurs. Elles ont, cependant, un champ thérapeutique aussi vaste que les affections externes qui ne sont que les manifestations des diathèses *rhumatismales, arthritiques, scrofuleuses, syphilitiques ;* toutes spéciales aux eaux d'Aix. — Les nombreuses cures de blessures par armes à feu que nous avons obtenues depuis cette malheureuse guerre viennent s'ajouter à nos observations personnelles puisées dans le domaine chirurgical depuis plusieurs années et nous permettent de formuler les conclusions suivantes :

Plaies. — Ulcères. — Fistules.

L'eau sulfureuse appliquée soit en bains, soit en douches très-ténues, déterge les plaies qui se cicatrisent difficilement et qui présentent un caractère atonique. — Après quelques jours de ce traitement, on voit ces plaies se couvrir de granulations charnues, de bonne nature.

Est-ce là un simple effet tonique ou stimulant de nos eaux? Ou devons-nous chercher dans leurs propriétés chimiques la causalité de cette action ?

Les propriétés de la *Glairine* et de la *Barégine* ne s'expliquent pas par la chimie, mais bien par l'expérience, et Bordeu l'avait déjà énoncé quand il disait « *que les glaires servent plus pour les plaies et les tumeurs que quelque baume que ce soit.* »

Lésions des os. — *Gonflement.* — *Cal vicieux.* — *Esquilles.* — *Corps étrangers.*

Dans toutes les affections traumatiques des os, quand il n'y a pas ostéite ou périostite aiguës, les eaux d'Aix agissent à coup sûr. Les bains, douches et vapeurs ont pour propriété essentielle d'accélérer la résorption des produits morbides ; c'est ainsi qu'elles arrivent, comme nous l'avons souvent constaté, à agir d'une façon évidente sur les difformités osseuses d'un cal trop volumineux ou mal disposé.

Elles secondent surtout l'effort éliminateur de la nature, soit que la résolution puisse être obtenue, soit que la maladie se termine par suppuration. Elles agissent aussi bien sur les nécroses traumatiques que sur les nécroses scrofuleuses. Cette accélération d'élimination s'étend non-seulement aux séquestres osseux, mais à tous les corps étrangers, tels que balle, éclat d'obus, bourres de vêtements, etc., etc.

Engorgements articulaires. — *Arthrites.* — *Ankyloses.*

Si les eaux d'Aix sont depuis des siècles la médication la plus sûre des affections articulaires de toute nature à principes diathésiques, elles n'agissent pas moins sur ces mêmes affections, ayant pour cause une lésion externe, pourvu, toutefois, qu'elles aient perdu leur caractère aigu.

Il nous est arrivé bien souvent de traiter et de guérir des ankyloses réputées complètes et dont les mouvements étaient à jamais condamnés. Le diagnostic de la vraie et de la fausse ankylose n'est point aussi simple qu'on pourrait le penser.

Souvent la difficulté d'un traitement orthopédique, le grand prix d'un appareil, le désespoir devant une articulation qui ne permet pas le moindre mouvement, sont la vraie cause du passage de la fausse ankylose à l'ankylose complète.

La douche chaude et sulfureuse, mais surtout la vapeur très-chaude également sulfureuse ont pour effet d'augmenter la sécrétion de la synovie et de rendre aux gaines tendineuses et aux surfaces articulaires leur poli, leur humidité.

La douce chaleur égale et continue ranime et épanouit les fonctions de tous les tissus. La vitalité se réveille, les capillaires admettent une plus grande quantité de sang, depuis la surface jusqu'aux tissus les plus profonds.

Nous pouvons, avec la quantité et la thermalité de nos eaux et de nos vapeurs, avec le plus grand nombre d'appareils dispensateurs de ces eaux et de ces vapeurs, remédier à toute forme, à toute disposition anormale des membres et des articulations.

Le mode orthopédique que nous pratiquons nous-même ou par l'intermédiaire de doucheurs et de masseurs expérimentés s'exécute d'une manière *douce* et *continue*, sans jamais de violence dangereuse.

En pareil cas, la *continuité* d'action fait plus que l'*intensité*. Aussi, avons-nous dû garder des malades de longs mois et ne sommes-nous arrivés à des résultats inespérés que par la force de la persévérance.

Qu'en pensent ces trop crédules baigneurs qui arrivent chaque année, nous imposant par avance le court et ridicule terme de 21 *jours* de traitement ? quels que soient d'ailleurs leur affection et le mode de bains prescrit, comme si la fièvre thermale n'avait pas sa première cause dans l'ennui du traitement et dans la précipitation avec laquelle on le suit, précipitation toujours nuisible aussi bien pour les affections internes et générales, que pour les accidents locaux ou du domaine chirurgical.

Sédillot, dans son traité de chirurgie, tout en omettant les eaux d'Aix, qui sont bien, comme installation, au-dessus de celles de Néris, de Barèges, de Bourbonne, dit : « Et surtout les mouvements bien dirigés servent à » guérir l'ankylose (1) ». Cette extension graduée et continue ne peut mieux se faire que sous l'influence de la douche, de la vapeur et du massage qui la suit. Nos succès de cette année prouvent une fois de plus la supériorité de notre mode de traitement à tous les appareils orthopédiques de Bonnet, de Dieffembac, de Palasciano, de Louvrier et autres. « Par le massage, on donne au membre lésé une stimulation nouvelle, et la vie végétative se maintenant dans cette partie privée de son activité primitive et nécessaire à sa conservation, sera à l'abri des conséquences d'un repos trop prolongé (2) ». Evidemment, pour pratiquer utilement la douche ou le massage, il faut surveiller son articulation et s'arrêter dès qu'un phénomène d'inflammation ou de douleur se manifeste, comme le prescrivent Richet (3), Maisonneuve (4) et Houzé (5).

---

(1) Sédillot, tome 1, page 539.

(2) Estradère. — *Du Massage*, 1863.

(3) Richet (Thèse de concours, 1850).

(4) Maisonneuve (Thèse de concours, 1744).

(5) Houzé (Thèse 1843).

Contractures musculaires. — Atrophie et atonie musculaire.

Les contractures de certains muscles dont l'innervation
a été suspendue par une lésion quelconque, l'atrophie et
le manque de tonicité de leurs antagonistes amènent souvent, après les plaies d'armes à feu, l'atonie et la perte de
tout un membre. Ce n'est pas la paralysie, mais les symptômes en sont aussi graves. Nos eaux, ajoutées au stimulus
de nos massages, réussissent merveilleusement dans ces
cas.

Les contractures cèdent en effet sous l'influence de
grandes immersions en bains ou piscines, pendant que la
douche et le massage activent les résolutions et réveillent
la tonicité musculaire.

Paralysies et anesthésies.

Les eaux sulfureuses d'Aix et leur mode d'emploi réussit
encore plus sûrement dans les paralysies à cause traumatique que dans les paralysies essentielles, il n'y a pas
en effet à redouter ni la tendance à la congestion, ni
l'atrophie consécutive des nerfs ou des centres nerveux.
Par ce mode, l'influx nerveux se réveille progressivement et sans accident.

Douleurs particulières aux blessures.

Les bains de piscine ou les bains simples sont un puis-
sant adjuvant des bains de vapeur pour faire disparaître
les douleurs qui se fixent presque constamment sur les
points fracturés ou déchirés, et qui prennent dès le début

le type rhumatismal en se manisfestant surtout aux variations de température et d'électricité atmosphérique.

Ajouterai-je encore combien nos eaux sont utiles à ces malheureux blessés à prédisposition dartreuse, scrofuleuse, rhumatismale ou arthritique.

Bien que jeunes et vigoureux, tous ces blessés ont déjà sinon une diathèse, tout au moins une tendance ou une prédisposition spéciale. Personne n'ignore que les plaies, les fractures, les luxations, les contusions, etc., sont une porte ouverte aux manifestations des affections spéciales jusque-là à l'état latent.

Nous ne pouvons pas plus expliquer aujourd'hui la thérapeutique si vaste de nos eaux par leurs propriétés chimiques qu'il y a un siècle. Pour ma part, je ne conteste pas l'efficacité du principe sulfureux, mais je pense que celle de la thermalité et du mode balnéaire lui est bien supérieure.

Où pourrait-elle être mieux constatée qu'à Aix, où nous avons une si grande abondance d'eau que l'on peut réduire à toutes les températures, suivant les indications, et où les doucheurs et masseurs savent se maintenir à la hauteur d'une réputation devenue légendaire et universelle?

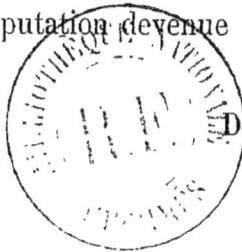

Docteur BRACHET.